AF313458

STATISTIQUE

DE

L'ÉTAT SANITAIRE

ET DE LA

MORTALITÉ DU CHEVAL DE CAVALERIE,

PAR

M. J.-CH. BOUDIN,

Médecin en chef de l'hôpital militaire du Roule.
Un des Rédacteurs des ANNALES D'HYGIÈNE PUBLIQUE.

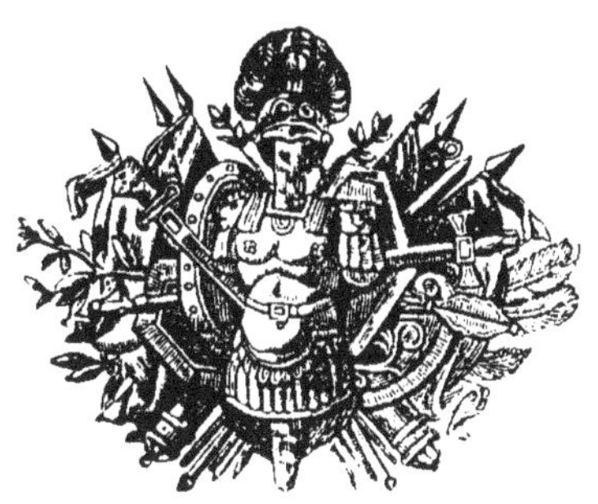

PARIS

LIBRAIRIE MILITAIRE

DE **J. DUMAINE**, NEVEU ET SUCCESSEUR DE **G. LAGUIONIE**

(Maison Anselin)

Rue et passage Dauphine, 36.

1850

EXTRAIT DU SPECTATEUR MILITAIRE.

(Cahier d'Octobre 1849.)

PARIS. — IMPRIMERIE DE L. MARTINET, RUE ET HÔTEL MIGNON, 2.

HYGIÈNE MILITAIRE.

—

ÉTUDES STATISTIQUES

SUR

L'ÉTAT SANITAIRE ET LA MORTALITÉ DU CHEVAL

DE CAVALERIE.

Depuis quelques années, plusieurs gouvernements
ont publié, sur l'état sanitaire et la mortalité des armées de terre et de mer, des documents statistiques
qui ont servi de base à d'importantes améliorations hygiéniques et administratives, dans lesquelles le budget
de l'État et la santé du soldat ont trouvé leur bénéfice.
Tout fait espérer que les documents de statistique médicale, centralisés depuis deux ans par les hommes
distingués qui composent le conseil d'hygiène vétérinaire, contribueront, à leur tour, à l'amélioration de
l'hygiène du cheval de cavalerie, ainsi qu'au perfec-
tionnement de notre système de remonte (1).

(1) Le budget de 1847 évalue les frais de remonte à 6,020,660 fr., et
les dépenses pour fourrages à 29,006,807 fr.

Il appartient, en effet, à la méthode expérimentale de déterminer les conditions d'âge, de sexe et de race, les mieux adaptées au service militaire ; d'autre part, pour diminuer la mortalité des chevaux, on comprend qu'il faut, avant tout, connaître les causes spéciales qui la provoquent. A ce titre, nous pensons que les documents qui viennent d'être publiés par le ministère de la guerre (1) ne peuvent manquer de présenter de grands avantages, en précisant l'étendue et les causes de la mortalité actuelle du cheval de cavalerie, et en appelant l'attention sur l'importance des fonctions des médecins vétérinaires militaires.

En 1845, la cavalerie française, sur un effectif de 33,618 chevaux, en a perdu 2,603 morts ou abattus, et 2,511 par réforme. En 1846, les pertes ont été de 2,679 morts ou abattus, et de 3,311 réformés, sur un effectif de 41,793 chevaux. En Algérie, les pertes se sont élevées presque au double.

	FRANCE. 1845	FRANCE. 1846	ALGÉRIE. 1846
Effectif.	33,618	41,793	18,539
Morts et abattus.	2,603	2,679	3,502
Réformés.	2,511	3,314	1,074
Total des pertes.	5,114	5,993	4,576
Morts ou abattus sur 1,000.	77	64	188
Réformés sur 1,000.	66	79	52
Total des pertes sur 1,000	143	143	240

Ainsi la proportion des pertes générales est, en France, de 143, et, en Algérie, de 240 sur 1,000. La proportion de 143 représente un septième de l'effectif ; elle est exactement celle qui est admise pour les allocations budgétaires de la remonte et pour le rempla-

(1) *Recueil de Mémoires sur l'Hygiène et la Médecine vétérinaires militaires*, rédigé par la Commission d'Hygiène, et publié par ordre du ministre de la guerre. 2 vol. in-8. Paris, 1847-1849. — Chez Dumaine.

cement des pertes journalières. Dans l'armée française, les pertes en hommes, autres que celles provenant des libérations, s'élèvent à environ 60 à 65 sur 1,000, année moyenne, soit à un quinzième de l'effectif (1).

Le chiffre de la mortalité de 1846, qui est de 64 sur 1,000 dans l'intérieur, atteste une amélioration très notable dans l'état sanitaire des chevaux de notre cavalerie, et fait honneur à l'administration de la guerre. Pour apprécier les immenses résultats obtenus, il suffit de se rappeler que, depuis la révolution de Juillet jusqu'au 31 décembre 1836, la mortalité annuelle moyenne, parmi les chevaux de la cavalerie française, était de 197 sur 1,000 (2), proportion trois fois plus considérable que celle de 1846. Cette mortalité était encore de 126 en 1841, et de 108 en 1842; elle tombait en 1843, à 71 sur 1,000, et en 1844, à 76 sur 1,000.

Ces beaux résultats sont dus à un ensemble de mesures hygiéniques et administratives sur lesquelles nous avons eu occasion d'insister à diverses reprises, notamment dans un travail publié en 1848, sous le titre de *Hygiène militaire comparée des armées de terre et de mer* (3). En tête des mesures auxquelles nous faisons allusion, il convient de placer un meilleur système de remonte devenu praticable par l'augmen-

(1) Voyez l'Exposé des motifs présenté à la Chambre des pairs par le ministre de la guerre, le 23 mars 1840, à l'appui d'un projet de loi d'un appel de 80,000 hommes.

(2) J'emprunte ce document à un remarquable travail du général Cavaignac (oncle).

(3) Pages 54 et 55. — Voir aussi *Études de géologie médicale*. Paris, 1845, pages 9. 10 et 11.

tation du prix d'achat des chevaux. Le prix moyen de 1848, comparé à celui d'il y a dix ans, peut se résumer ainsi qu'il suit :

	Prix ancien.	Prix de 1846.
Cavalerie de réserve. . . .	500 fr.	885 fr.
Cavalerie de ligne.	410	715
Cavalerie légère.	560	578

Néanmoins, les notables améliorations obtenues sont loin de donner le dernier mot de ce qu'il est permis d'espérer, si l'on considère que la cavalerie prussienne ne perd que 20 chevaux sur 1,000, et que la gendarmerie française, avec laquelle nous n'entendons, au reste, établir aucune comparaison, ne perd même que 14 chevaux sur 1,000.

Sexe. — La mortalité qui, pour l'ensemble, s'est élevée, en 1845, à 77 sur 1,000, a été :

Pour les chevaux, de 75 sur 1,000.
Pour les juments, de 79 sur 1,000.

Dans les trois armes de la cavalerie, la mortalité sur 1,000 s'est répartie ainsi qu'il suit :

	Chevaux.	Juments.
Cavalerie de réserve.	75	83
Cavalerie de ligne.	72	70
Cavalerie légère.	80	86

Ainsi, dans la seule cavalerie de ligne, la mortalité s'est montrée plus forte parmi les chevaux que parmi les juments. Mais l'observation d'une seule année ne saurait légitimer des conclusions rigoureuses ; d'autre part, pour le cheval, comme pour l'homme de guerre, les pertes par mortalité se complètent par le chiffre des réformes, et l'on va voir, par le tableau suivant, qu'au moins en 1846, la proportion des réformes a été plus considérable pour les chevaux que pour les juments :

RÉFORMES EN 1846.

	Chevaux.	Jumeuts.	Ensemble.
Usés.	685	373	1,058
Ruinés des extrémités.	311	188	499
Aveugles, ophthalmies.	83	77	160
Fractures, claudications, blessures, fourbures.	267	230	497
Coma, immobilité, ankylose.	24	18	42
Phthisie, fluxion périod., affections chroniq.	217	187	404
Pousse, cornage, mauvaise constitution.	314	208	522
Rétifs.	32	30	62
Tiqueurs.	12	3	15
Vieillesse.	9	2	11
Motifs divers.	29	15	44
Total des chevaux et juments réformés.	1,975	1,319	3,314
Effectif en chevaux et juments.	23,448	18,286	41,734
Réformés par 1,000.	84	73	79

Total des chevaux et juments réformés.	3,314
Effectif moyen en chevaux et juments.	41,734
Réformés sur 1,000 chevaux et juments.	79

Age. — Le tableau suivant résume la mortalité par âge en 1845.

	Effectif.	Morts ou abattus.	Proportion sur 1,000
4 ans.	2,022	97	48
5 ans.	3,513	248	75
6 ans.	3.798	316	83
7 ans.	3,542	295	84
8 ans.	3,876	334	86
9 ans.	3,970	392	93
10 ans.	3,931	301	76
11 ans.	3,444	273	62
12 ans.	2,397	159	66
13 ans et au-dessus.	3,525	183	55

Il y a lieu de faire observer que les chevaux de quatre ans, placés sous la direction des capitaines instructeurs, occupent généralement les meilleures écuries, qu'ils sont pansés et montés par des cavaliers choisis, et qu'ils reçoivent, autant que possible, des fourrages de qualité supérieure. Cette catégorie perd annuellement 48 chevaux sur 1,000. Les chevaux de cinq ans qui sont versés dans les escadrons et commencent à prendre part aux manœuvres, perdent déjà plus de moitié en sus, ou 75 sur 1,000. La mortalité des chevaux faits, de six à dix ans, qui supportent toutes les fatigues du service, s'élève à 86 sur 1,000. Au delà de onze ans la mortalité des chevaux retombe à 67 sur 1,000. Ce fait justifie, au moins pour les chevaux, le mot du maréchal de Saxe : « *Les vieux cavaliers et les vieux chevaux sont les meilleurs ; tout ce qui est recrue n'y vaut absolument rien.* » La mortalité par âge se résume ainsi qu'il suit sur 1,000 :

4 ans.	48
5 ans.	75
6 à 10 ans.	86
11 ans et au-dessus.	67

La mortalité par âge, en 1845, est répartie dans les trois armes de la cavalerie de la manière suivante sur 1,000 chevaux :

	4 ans.	5 ans.	6 à 10 ans.	11 ans et plus.
Cavalerie de réserve.	59	69	78	83
Cavalerie de ligne.	67	78	81	83
Cavalerie légère.	53	75	91	75

Saisons. — La mortalité de 1845 se répartit de la manière suivante entre les quatre trimestres :

	Effectif moyen.	Pertes.	Pertes sur 1,000.
1er trimestre.	55,060	518	16
2e trimestre (avril).	55,284	726	22
3e trimestre.	55,087	781	25.5
4e trimestre (octobre).	52,452	542	16.5

On voit que la plus forte mortalité correspond à la belle saison ; celle d'avril à octobre, tandis que les résultats les plus favorables correspondent à la saison froide pendant laquelle, il est vrai, les manœuvres sont à peu près suspendues. Cette observation se reproduit dans chacune des trois armes, pour la mortalité par 1,000 chevaux, comme le prouve le tableau suivant :

	1er trim.	2e trim.	3e trim.	4e trim.
Cavalerie de réserve.	14	21	26	15
Cavalerie de ligne.	16	18	22	15
Cavalerie légère.	16	25	24	19

Ces documents donnent par semestre les résultats ci-après pour la mortalité par 1,000 chevaux :

	Semestre d'octobre à avril.	Semestre d'avril à octobre.
Cavalerie de réserve.	29	47
Cavalerie de ligne.	51	40
Cavalerie légère.	53	49

Ainsi, dans les trois armes, on voit se reproduire la mortalité la plus forte dans le semestre d'avril à octobre, auquel correspondent les manœuvres, avec cette particularité que la différence est plus prononcée dans la cavalerie de réserve.

En 1846, le nombre des chevaux admis à l'infirmerie a été de 10,621 pendant le semestre d'été,

de 9,882 pendant le semestre d'hiver.

On voit que les admissions à l'infirmerie représentent à peu près la moitié du chiffre de l'effectif. Ces admissions ont été réparties de la manière suivante entre les quatre trimestres :

	1er.	2e.	3e.	4e.
Morve chronique.	357	383	392	277
Morve aiguë.	64	69	77	77
Farcin.	163	160	158	154
Pneumonie, pleurésie, épanchement pleurétique.	570	648	697	571
Autres maladies.	1.064	3.820	4,217	4.605
Totaux.	4,198	5,080	5,341	5,684

Ces documents mettent en évidence un fait intéressant, à savoir que le maximum des admissions à l'infirmerie a lieu dans le semestre d'été, non seulement pour l'ensemble des maladies, mais encore pour les maladies aiguës de l'appareil respiratoire, preuve manifeste de l'influence des fatigues sur la production de ce genre d'affections.

Maladies. — Les admissions à l'infirmerie, les sorties et les décès ont été, en 1846, réparties ainsi qu'il suit :

	À l'infirmerie le 31 décembre 1845.	Entrés.	Guéris.	Morts ou abattus	À l'infirmerie le 31 décembre 1846.	Pertes sur 1,000 malades.	Pertes sur 1,000 chevaux.
Morve chronique. . .	212	1,589	254	1,207	140	82,6	27 } 55
Morve aiguë.	11	287	20	271	7	93	6 }
Farcin.	95	655	592	74	62	11	1,55
Pneumonie, pleurésie, é-panchement pleurète. .	289	2,486	1,927	618	230	20	14
Autres maladies . . .	1,069	14,706	14,265	509	1,003	3.2	11,8
Totaux.	1,674	19,505	17.056	2,679	1,442	15,5	64

Les maladies, considérées comme cause de mort, ont pris une part très inégale dans la mortalité, comme le prouve le tableau ci-après :

Mortalité sur 1,000 chevaux.

	FRANCE. 1845.	FRANCE. 1846.	ALGÉRIE. 1846.
Morve chronique.	)	27	58
Morve aiguë.	} 47	6	58
Farcin.	)	1,55	9
Pneumonie, pleurésie, etc.	17	14	25
Autres maladies.	11	11,8	54

On voit que la mortalité la plus considérable, aussi bien en Algérie qu'en France, reconnaît pour cause la morve et les maladies inflammatoires de l'appareil respiratoire. La mortalité causée par blessures n'est mentionnée que pour la France en 1845 ; elle n'est que de 3 morts sur 1,000 chevaux. En Algérie, la morve aigüe donne lieu à une mortalité dix fois plus considérable qu'en France. Il est permis de penser que cette différence tient, au moins en partie, à ce que 5,695 mulets figurent dans l'effectif de 18,538 de l'Algérie, et que la morve, chez le mulet, revêt presque toujours le caractère aigu.

Nous avons la conviction la plus profonde que la mortalité des chevaux de notre cavalerie subirait un abaissement très notable, si l'on adaptait aux écuries un sys-

tème régulier d'aération, tel, par exemple, que celui de
Léon Duvoir, système qui réunirait le double avantage
de soustraire les chevaux aux courants d'air, de leur as-
surer la quantité voulue d'air respirable, d'abaisser la
température des écuries en été, enfin de diminuer
considérablement les chances de transmission des
maladies contagieuses. Le fait suivant vaut mieux que
tous les raisonnements. Il y a quelques années, on
construisit au jardin zoologique de Londres, un magni-
fique local parfaitement chauffé, et destiné à loger les
nombreux singes de l'établissement, dont plusieurs
avaient déjà passé quelques hivers en Angleterre, sans
subir la moindre altération dans leur santé. Quand le
local fut prêt, on y plaça 60 singes. Mais un mois
s'était à peine écoulé, que, sur les 60 singes, 50 étaient
morts, et les 10 autres étaient gravement malades.
Chose digne de remarque, malgré l'élévation con-
stante de la température, ces animaux avaient succombé à la maladie qui décime toutes les armées de
l'Europe, la *phthisie pulmonaire*. Les constructeurs
n'avaient oublié qu'une seule chose; c'était l'aération
du local. Un système régulier de ventilation fut établi,
et la salubrité devint complète.

Sous le rapport de l'âge, la mortalité par morve
s'est répartie, en 1845 et 1846, ainsi qu'il suit :

	Morts, 1845.	Sur 1,000.	Morts, 1846.	Sur 1,000
4 ans	28	14	22	8
5 ans	105	32	110	28
6 ans	187	49	215	57
7 ans	182	52	161	48
8 ans	212	56	168	48
9 ans	230	63	156	40
10 ans	174	46	188	56
11 ans	170	50	155	35,5
12 ans	90	58	155	55
15 ans et au-dessus. . .	168	55	159	25
Total	1,506	Moyen. 47	Total 1,478	Moy. 55

Ainsi la mortalité par morve, de même que la mortalité générale, pèse beaucoup moins sur les chevaux de quatre ans et au-dessus de treize ans, que sur les autres catégories d'âge. La même observation a lieu dans chacune des trois armes prises isolément.

Mortalité sur 1,000 chevaux.

	4 ans.	5 ans.	6 ans.	7 ans.	8 ans.	9 ans.	10 ans.	11 ans.	12 ans.	13 ans. et plus.	Moyenne
Cavalerie de réserve	17	17	54	41	41	57	43	53	53	29	58
Cavalerie de ligne,	21	55	49	46	46	60	43	30	50	50	41
Cavalerie légère. .	10	58	37	39	71	75	48	69	49	40	53

Pour l'ensemble des maladies, la mortalité par âge s'est répartie en 1846 ainsi qu'il suit :

	4 ans.	5 ans.	6 ans.	7 ans.	8 ans.	9 ans.	10 ans.	11 ans.	12 ans.	13 ans. et plus.
Morve chronique et aiguë.	22	110	213	161	162	156	188	133	130	139
Farcin.	4	8	12	9	5	7	9	9	5	8
Pneum., pleur., etc .	58	74	81	64	49	57	60	54	49	72
Autres maladies. . .	18	43	49	43	43	40	58	60	60	93
Totaux.	102	237	337	277	261	260	313	278	262	334
Effectif moyen. . .	2,382	3,891	3,252	4,017	3,306	3,850	4,682	4,620	4,338	6,243
Pertes sur 1,000. . .	65	62	83	61	77	51	67	60	60	54

Ces documents donnent pour un effectif de 1,000 chevaux la mortalité suivante :

	4 ans.	5 ans.	6 ans.	7 ans.	8 ans.	9 ans.	10 ans.	11 ans.	12 ans.	13 ans. et plus.
Morve chronique et aiguë.	8	28	57	48	48	40	36	33,3	33	23
Farcin.	1,6	2,3	2,8	2,2	1,4	1,8	1,9	1,9	0,68	1.2
Pneumonies, pleurésies, etc.. . .	18,1	19	18	13,3	11.7	14	12	11,7	11	11
[Au]tres maladies. .	6	11,7	11	13	13	10.5	12	12	13	14

Si les documents d'une seule année pouvaient légimer une déduction rigoureuse, ce que nous sommes loin d'admettre, il résulterait des faits qui précèdent que la mortalité par morve a son minimum parmi les chevaux de quatre ans; qu'elle s'élève d'une manière régulière jusqu'à l'âge de huit ans, pour suivre, à dater de neuf ans, une marche décroissante. La mortalité causée par farcin est plus considérable parmi les jeunes chevaux que parmi ceux qui ont dépassé l'âge de huit ans. Il en est de même des phlegmasies aiguës de l'appareil respiratoire.

Provenance. Sous le rapport de la provenance, la mortalité est répartie, en 1845, de la manière suivante :

	Effectif.	Mortalité.	Sur 1,000
Normands.	8,123	613	73
Poitevins.	5,513	441	80
Bretons.	1,255	85	67
Limousins. Auvergnats.	2,989	208	69
Du Midi.	3,493	320	91
Ardennais.	801	71	88
Étrangers.	9,641	757	76
De provenances diverses.	1,805	129	71
Total.	35,618		

Ainsi, la plus faible mortalité a été celle des chevaux bretons. En ce qui concerne les chevaux étrangers ou allemands, comme ils proviennent des achats opérés en 1840 et 1841, ils avaient, en 1845, de onze à douze ans, âge qui aurait dû leur conférer une mortalité moins considérable que celle des autres chevaux. Leurs pertes figurent néanmoins au tableau pour 76 ; tandis que les chevaux français du même âge n'ont perdu, en 1845, que 67 sur le même nombre.

Sous le rapport de la provenance, la mortalité par morve, en 1845, a donné sur 1,000 chevaux les proportions suivantes :

	Pertes sur 1,000 chevaux.	Rang pour la morve.	Rang pour la mortalité générale.
Bretons.	34	1	1
Limousins et Auvergnats.	39	3	2
De provenances diverses	30	7	3
Normands.	33	2	4
Étrangers.	48	5	5
Poitevins.	30	6	6
Ardennais.	44	4	7
Du Midi.	63	8	8

Le cheval breton, qui occupe le premier rang dans la mortalité générale, est aussi celui qui semble présenter le moins d'aptitude à contracter la morve; l'inverse a lieu pour le cheval des Pyrénées. Examinée dans les trois armes, la mortalité par morve est répartie, en 1845, ainsi qu'il suit sur 1,000 chevaux :

	CAVALERIE de réserve.	CAVALERIE de ligne.	CAVALERIE légère.
Bretons.	54	26	38
Limousins et Auvergnats. . .	42	60	54
De provenances diverses. . .	47	55	46
Normands.	15	50	45
Étrangers..	55	45	56
Poitevins.	54	42	74
Ardennais.	62	27	54
Du Midi.	néant.	65	64
Moyenne.	58	41	55

Ainsi, dans la cavalerie de réserve, les chevaux qui ont le plus résisté à la morve sont ceux du Poitou, de la Normandie, du Limousin ; les chevaux bretons et ardennais ont donné lieu aux pertes les plus considérables. Dans la cavalerie de ligne, la morve a épargné davantage les chevaux bretons, ardennais et normands, et elle a sévi particulièrement parmi les chevaux du Limousin, du Midi et du Poitou. Enfin, dans la cavalerie légère, ce sont les chevaux bretons et limousins qui ont le plus résisté, tandis que les chevaux poitevins ont succombé dans une très grande proportion. En 1846, la mortalité par provenance était répartie ainsi qu'il suit :

	Caen.	Saint-Maixent.	Guingamp.	Guéret.	Auch.	Villers.	Provenances étrangères.	Achats direct., etc.
Morve chronique et aiguë.	298	250	57	127	165	74	549	178
Farcin.	12	15	5	8	7	5	46	8
Pneumonie, pleurésie, etc.	189	90	50	29	56	51	120	55
Autres maladies. . . .	110	86	14	55	54	55	155	68
Totaux. .	609	421	126	199	262	141	618	507
Effectif moyen	9,804	6,376	1,917	3,152	2,686	1,799	11,280	4,801

Ces pertes donnent, sur 1,000 chevaux, les proportions suivantes :

	Caen.	Saint-Maixent.	Guingamp.	Guéret.	Auch.	Villers.	Provenances étrangères.	Achats directs, etc.
Morve chronique et aiguë.	55	54	29	55,1	66	40	50,8	55
Farcin.	1,2	2,5	2,5	2	2	1,8	1,	11
Pneumonie, pleurésie, etc.	19	15,8	25	7	24	19	10	11
Autres maladies	11	11	7,4	11	15	19,8	11	14
Totaux.	64	60	63	55	105	79	52	69

Ainsi, les pertes par morve ont été deux fois plus considérables parmi les chevaux d'Auch que parmi presque toutes les autres provenances. D'un autre côté, les chevaux de Guingamp, qui sont le plus épargnés par la morve, ont été le plus maltraités par les phlegmasies aiguës de poitrine, circonstance qui, à elle seule, suffit pour établir une ligne prononcée de démarcation entre ces deux catégories d'affections considérées au point de vue de leur nature.

Nous eussions désiré pouvoir comparer les faits relatifs aux chevaux de la cavalerie française avec des documents analogues sur les chevaux des armées étrangères ; mais nous croyons jusqu'ici le gouvernement français le seul qui ait publié des documents statistiques sur l'ensemble des chevaux de l'armée. A défaut de faits recueillis sur une telle échelle à l'étranger, nous allons donner un résumé des recherches publiées sur l'état sanitaire des chevaux du 7ᵉ régiment de dragons de l'armée anglaise par un des médecins statisticiens les plus distingués de l'Angleterre, M. H. Marshall, ancien inspecteur général des hôpitaux militaires. Le travail de ce médecin a été publié dans le journal de médecine et de chirurgie d'Édimbourg,

sous le titre de : *Contribution to statistics of the morta-
lity among horses in cavalry corps.*

Les divers corps de cavalerie en Angleterre comptent
six escadrons de 51 sous-officiers, brigadiers et soldats,
et de 42 chevaux. Les 7 ou 8 hommes non montés sont
ordinairement le maréchal-des-logis chef, le fourrier
et 5 ou 6 hommes servant comme domestiques près
des officiers. Les chefs de corps sont chargés du soin
de la remonte. En 1838, l'État allouait, pour l'achat
de chaque cheval, une somme qui ne pouvait dépasser
25 livres sterlings et 5 schellings. Il n'est pas reçu de
chevaux au-dessous de trois ans, ni au-dessus de quatre
ans. Le minimum de la taille est de 62 pouces anglais.
La ration du cheval se compose :

> de 12 livres (anglaises) de foin ;
>   10 livres   —   d'avoine ;
>   8 livres   —   de paille.

Cette ration est répartie ainsi qu'il suit :

	Avoine.	Foin.
Le matin.	3 livres.	3 livres.
A midi.	3	3
Le soir.	4	6
Total.	10	12

La paille sert de litière.

Le tableau suivant résume l'âge des chevaux du
7ᵉ régiment de dragons en 1836 et en 1837.

1836. Age.	1836. Effectif.	1836. Années.	1837. Age.	1837. Effectif.	1837. Années.
3 ans	8	24	3 ans.	13	39
4	40	160	4	23	92
5	6	30	5	22	110
6	13	78	6	33	198
7	9	63	7	16	112
8	17	136	8	10	80
9	24	216	9	4	86
10	15	150	10	17	170
11	20	220	11	20	220
12	15	120	12	12	144
13	14	183	13	13	169
14	50	420	14	10	140
15	15	225	15	11	165
16	9	144	16	38	538
	235	2.208		243	2.265
Age moyen.	9 1 2		Age moyen.	9 1 3	

On voit que l'âge moyen des chevaux est d'environ neuf ans et demi.

Les pertes en chevaux morts, abattus, et réformés pour cause d'infirmités, sont résumés dans le tableau ci-après:

Années.	Effectif.	Morts.	Morts sur 100.		Réformés.	Réformés sur 100.		Pertes sur 100 chevaux, morts et réformés.
1830	243	6	2.4 ou 1 sur	41	16	6.3 ou 1 sur	13	8.9
1831	256	12	4.6 1	21	13	5.8 1	17	10.3
1832	268	10	3.7 1	27	13	4.8 1	20	8.5
1833	267	6	2.2 1	44	20	7.4 1	13	9.7
1834	250	2	».8 1	124	20	8.0 1	12	8.8
1835	248	4	1.6 1	62	53	14.1 1	7	13.7
1836	258	10	4.2 1	24	25	9.6 1	10	13.9
1837	244	8	3.2 1	50	26	10 6 1	9	13.9
Totaux.	2,016	58			168			
Moyenne de 8 Années 252.		7 2/8	2.8 ou 1 sur 35		21	8.3 ou 1 sur 12		11.2 ou 1 sur 9

Ainsi, l'effectif moyen est de 252 chevaux; la mortalité annuelle, de 7 2/8; la proportion des décès sur 100, de 2, 8; la perte annuelle par réforme, de 21; la proportion sur 100, de 8, 3; la proportion de l'ensemble des pertes, de 11, 2. En d'autres termes, les pertes par décès sont de 1 cheval sur 35; celles par réforme, de 1 sur 12; enfin l'ensemble des pertes est de 1 cheval sur 9.

On a vu, plus haut, que pour l'ensemble de la cavalerie française les pertes sont de 1 cheval sur 7.

Le tableau ci-après résume les maladies qui, pendant une période de huit années, ont été cause de décès :

Maladies de l'appareil cérébro-spinal. . .	4
Tétanos.	2
Maladies de l'appareil respiratoire. . . .	25
Épanchement pleurétique..	1
Maladies abdominales.	5
Farcin.	5
Morve.	6
Accidents traumatiques.	16
Total.	58

On voit que la mort, qui parmi les chevaux de la cavalerie française, s'élève encore en 1845 à l'énorme proportion des 3/5 de la mortalité générale (47 sur 77), atteint à peine la proportion de 1/10 en Angleterre. Cette énorme différence est digne de toute l'attention et de toute la sollicitude de l'administration de la guerre. Les 2/5 de la mortalité en Angleterre sont dus à des maladies de poitrine.

Les maladies qui, pendant la même période de huit années, ont été cause de réformes, peuvent se résumer ainsi qu'il suit :

	Réformés.	Rapport à l'effectif.	Age moyen.	Age minimum et maximum.
Claudication. . . .	77	1 sur 50	10 ans.	de 3 à 15 ans.
Usure	53	1 61	15	10 20
Aveugles	22	1 91	9	5 17
Pousse	20	1 100	11	8 16
Mauvaise constitution.	14	1 144	18	7 16
Dispositions vicieuses.	9	1 224	9	5 12
Lenteur.	5	1 672	8	7 10
	178	1 sur 12	10 ans.	

Nous regrettons que l'absence de tout document officiel sur les maladies considérées comme cause de décès parmi les hommes de notre armée, nous mette dans l'impossibilité d'établir un parallèle entre les maladies de l'homme de guerre en France et celles de notre cheval de guerre. A cette occasion, nous exprimons le vœu que l'administration de la guerre fasse pour l'homme ce qu'elle vient de faire pour le cheval, en d'autres termes, pour qu'elle publie un compte rendu annuel sur les pertes éprouvées par l'armée et sur les causes de ces pertes. Déjà plusieurs gouvernements étrangers, parmi lesquels je me bornerai à citer les gouvernements anglais, prussien et américain, nous ont devancés dans ce genre d'investigations, dont les résultats ont conduit à l'adoption d'un grand nombre de mesures hygiéniques et administratives, aussi profitables à l'armée qu'aux finances du pays. A défaut de documents français, nous donnons dans le tableau suivant le nombre et la proportion des décès constatés sur un effectif général de 44,611 dragons de l'armée anglaise, servant dans le Royaume-Uni pendant la période de sept années, de 1830 à 1836 inclusivement.

| | ADMISSIONS | | MORTS | |
	Nombre en 7 1/4 ann.	Proportion annuelle sur 1,000h.	Nombre en 7 1/4 ann.	Proportion annuelle sur 1,000 h.
Fièvres (non spécifiées).	3,527	73	60	1·4
Fièvres éruptives.	117	3	6	·1
Maladies de l'appareil respiratoire	6,627	148	343	7·7
— du foie.	337	8	19	·4
— gastro-intestinal.	4,193	94	52	·8
Choléra épidémique.	171	4	51	1·2
Maladies cérébrales.	293	6	52	·7
Hydropisie.	55	1	14	·3
Affections rhumatismales.	2,244	50	6	
— vénériennes.	8,072	181	2	
Abcès et ulcères.	3,930	133	7	
Blessures.	5,619	126	12	1·4
Suite de punition.	559	8	»	
Maladies des yeux.	867	19	»	
— de la peau.	1,311	29	»	
Autres maladies.	1,942	44	58	
Totaux.	41,464	929	627	1·4
Suicides et accidents.	»	»	59	1·5
Totaux généraux.	41,464	929	686	15·5

On voit que la moitié de la mortalité de l'homme de guerre reconnaît pour cause les maladies de l'appareil respiratoire. Quelque chose d'analogue se présenterait pour le cheval sans la prédominance actuelle de la morve, affection essentiellement contagieuse, qui nous paraît devoir céder, dans un temps donné, à une amélioration de l'hygiène.

A propos de la contagion de la morve, cent trente-six vétérinaires militaires, consultés officiellement par le ministre de la guerre, se sont partagés ainsi qu'il suit en 1846 :

N'ont pas émis d'opinions.	12
Incertains.	24
Non-contagionistes.	36
Contagionistes.	64
	136

Comme une opinion, quelle qu'elle soit, n'a en définitive de valeur qu'autant qu'elle est motivée, nous regrettons que les rédacteurs des *Mémoires d'hygiène vétérinaire militaire* aient omis de signaler les faits qui servent de base à ces diverses opinions (1).

La phthisie pulmonaire, qui exerce de si grands ravages parmi les hommes, paraît constituer une maladie très rare parmi les chevaux. Voici quels ont été les ravages de cette affection dans les trois armes ci-après de l'armée anglaise, de 1830 à 1836 inclusivement.

		Décès annuel sur 1,000 hommes.		
	Effectif.	Total.	Maladies de poitrine.	Phthisie.
Dragons.	44,611	15,5	7,7	5,5
Cavalerie Household. .	8,649	14,5	8,1	7,4
Infanterie de la garde. .	54,558	21,6	14,1	11,5

CONCLUSIONS.

Il résulte des considérations qui précèdent :

1° Que les pertes actuelles des chevaux de la cavalerie s'élèvent au septième de l'effectif;

(1) Le docteur Spinola, un des vétérinaires militaires les plus distingués de l'armée prussienne, vient de publier à Berlin un travail sur la

2º Que la mortalité qui, avant 1836, s'élevait encore à 197 sur 1,000, n'était plus que de 64 sur 1,000 en 1846;

3º Que la mortalité la plus faible est celle des chevaux de quatre ans et celle des chevaux de onze ans et au-dessus;

4º Que la mortalité des chevaux est à celle des juments comme 75 est à 79;

5º Que la mortalité la plus considérable correspond au semestre d'été, c'est-à-dire à la saison des manœuvres;

6º Que la mortalité de la France est à celle de l'Algérie comme 143 est à 240;

7º Que le *maximum* de la mortalité pèse sur les chevaux du Midi (91 sur 1,000), le *minimum* sur les chevaux bretons (67 sur 1,000).

8º Que la morve figure pour plus de moitié dans la mortalité générale, et les maladies aiguës de poitrine pour plus d'un quart.

9º Que la morve exerce peu de ravages parmi les chevaux de quatre ans (8 sur 1,000); que la mortalité par morve augmente d'une manière sensible jusqu'à huit ans, et qu'elle s'abaisse ensuite graduellement, à tel point, qu'au-dessus de treize ans, elle est à celle de sept ans comme 1 est à 2.

grippe des chevaux, travail dans lequel il a réuni un grand nombre de faits qui tendent à établir la transmissibilité de cette affection. Une certaine disposition héréditaire semble prédisposer d'une manière toute spéciale à cette affection. Ainsi M. Bachmann rapporte que dans un haras, quinze juments atteintes de grippe avaient le même père. Plusieurs faits me portent à croire que souvent les maladies qui règnent parmi les hommes se présentent en même temps chez le cheval.

10° Que la mortalité par morve a son *maximum* parmi les chevaux des Pyrénées, et son *minimum* parmi les chevaux bretons ;

11° Que les pertes, générales qui s'élèvent en France à 1/7 de l'effectif, n'excèdent pas la proportion de 1/9 en Angleterre.

12° Enfin, que les pertes par morve qui en France s'élèvent jusqu'aux 3/5 de la mortalité générale, ne dépassent pas 1/10 de cette mortalité parmi les chevaux de la cavalerie anglaise.

NOTA. D'après le budget de la guerre de 1850, l'armée comptera 84,839 chevaux, dont 71,130 en France, et 13,700 en Algérie. Sur ce nombre, 20,172 chevaux ayant des propriétaires particuliers (officiers, gendarmes, etc.) chargés de pourvoir à leur remplacement, il reste 64,667 chevaux appartenant à l'État, qui nécessiteront une remonte de 9,077 chevaux, soit un peu plus du septième de l'effectif.

9 782329 482422